筋膜加压治疗带技术

[主审] 王玉龙

[主编] 潘巍一　黄永增

河南科学技术出版社

· 郑州 ·

图书在版编目 (CIP) 数据

筋膜加压治疗带技术 / 潘巍一, 黄永增主编 .—郑州 : 河南科学技术出版社 , 2023.8
ISBN 978-7-5725-1200-1

Ⅰ .①筋⋯ Ⅱ .①潘⋯②黄⋯ Ⅲ .①筋膜疾病—治疗 Ⅳ .① R686.305

中国国家版本馆 CIP 数据核字 (2023) 第 085465 号

出版发行 : 河南科学技术出版社
地　　址 : 郑州市郑东新区祥盛街 27 号　邮编 : 450016
电　　话 : (0371) 65788629　65788858
网　　址 : www.hnstp.cn
策划编辑 : 李　林
责任编辑 : 李　林
责任校对 : 崔春娟
整体设计 : 李小健
责任印制 : 朱　飞
印　　刷 : 河南新华印刷集团有限公司
经　　销 : 全国新华书店
开　　本 : 890mm×1240mm　1/32　印张 : 3.75　字数 : 63 千字
版　　次 : 2023 年 8 月第 1 版　2023 年 8 月第 1 次印刷
定　　价 : 39 .00 元

感谢我的老师王玉龙教授一路带领着我，我将扛起身为医者的使命，让中国的百姓更加健康，脸上充满笑容。

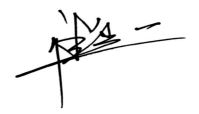

主　审

王玉龙　　　深圳市第二人民医院

主　编

潘巍一　　　深圳市大鹏新区南澳人民医院（深圳市
　　　　　　第二人民医院南澳分院）
黄永增　　　广州市运动损伤预防康复协会秘书长

副主编

司徒杏仙　　深圳市大鹏新区南澳人民医院
葛俊胜　　　深圳市大鹏新区南澳人民医院
张捷洪　　　深圳市大鹏新区南澳人民医院

编　者

曾小利　　　深圳市大鹏新区南澳人民医院
刘家裕　　　深圳市大鹏新区南澳人民医院
周吉平　　　深圳市大鹏新区南澳人民医院
霍永阳　　　深圳市大鹏新区南澳人民医院

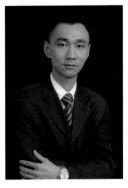

潘巍一
副主任技师

深圳市大鹏新区南澳人民医院（深圳市第二人民医院南澳分院）康复治疗科主任。中国康复医学会手功能康复专业委员会脑卒中手功能学组副主任委员、中华康复治疗师协会常务理事、中国康复医学会物理治疗专业委员会老年康复学组常委、广东省康复医学会社区康复专业委员会副主任委员、深圳市康复医学会康复治疗专业委员会副主任委员、深圳市康复医学会骨科康复专业委员会常委。主持省市级课题 4 项，主编专著 4 部，作为副主编（译）编（译）专著 6 部，发表专业论文 10 余篇，其中 SCI 论文 5 篇。

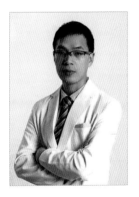

黄永增

主管康复治疗师，广州市运动损伤预防康复协会秘书长，顺德职业技术学院医药卫生学院康复治疗技术专业教学指导委员会委员，曾就职于南方医科大学第三附属医院康复医学科。擅长运动损伤康复、骨科术后康复、肌肉骨骼系统疼痛康复等，曾多次为奥运冠军及体育明星提供运动康复服务。先后创立"运动医学部落"公众号平台、"动作家学苑"线上线下康复技术交流平台、"安一野定制运动按摩"。

序

我很高兴为《筋膜加压治疗带技术》一书撰写这篇序言。编撰成书是一项独特的贡献，旨在发展、传播现代物理治疗新技术。

筋膜加压治疗带又称巫毒带、Tissue Flossing，先利用其对患者或运动员进行血流阻断训练，再结合特定活动范围的运动或手法治疗，能够增强肌肉力量、松解粘连筋膜、改善关节活动度、缓解疼痛肿胀、提升本体感觉。筋膜加压治疗带作为一种实用、便捷、简单、安全的辅助器具，在运动康复、神经康复、体育训练等领域体现出了高效的训练效果。据我所知，已经有越来越多的治疗师和训练师将筋膜加压治疗带应用到现代物理治疗和运动康复训练中。相较于常规康复训练，筋膜加压治疗带不仅能利用内聚力固定关节或肌肉，同时也能通过不同的张力调整干预训练强度，增强目标机能，深挖人体潜能。

但是在临床上也出现了一些因为使用该项技术不当而发生意外

的情况，究其原因主要是专业技术人员仅通过参加了几天的培训班，或通过口口相传等习得该项新技术，导致他们对该项技术的原理、使用方法、治疗禁忌等缺乏充分的认识。因此本书的出版不仅填补了国内相关专业教学或指导用书的空白，同时也为筋膜加压治疗带初学者提供了理论基础，为后续的规范实施和评价提供了准确、有力的支持与指导。我们必须清楚地认识到康复技术的实施效果取决于操作者的技能掌握程度。因此，有意使用该项技术的专业技术人员必须学习筋膜加压治疗带的相关理论与实践知识。

我非常乐意推荐这本书给所有的康复治疗师，本书可以让大家更好地了解如何更高效、更安全地解释和执行所介绍的操作，以帮助他们开发和应用筋膜加压治疗带的最佳治疗方案。我祝贺潘巍一、黄永增的新书付梓出版，并感谢他们对物理与康复医学专业的贡献。

筋膜加压治疗带技术是一项全新的肌筋膜调整技术——用特殊乳胶制成的弹力带缠绕并压迫身体，在这样的状态下活动皮肤、关节、肌肉来改善所有筋膜的状态，缓解活动时的不适感。筋膜加压治疗带技术也是一项增加关节活动度的技术。

筋膜加压带治疗技术在亚洲地区仍处于起始阶段，但是在欧美国家，早已经被大量使用。在欧美国家，从奥运国家代表队到一般运动医学、康复中心，甚至健身房等场所，都可以见到筋膜加压治疗带的身影，其主要作用不仅是预防运动损伤，更可在损伤后的康复训练中起到相当优异的辅助效果。近年来，针对身体结构性的问题，如脊柱侧弯、手术后康复等，以及筋膜炎、功能性受限和人体动作表现等，使用筋膜加压治疗带比使用传统仪器或手法治疗具有更优异的效果。

我在康复医学领域深耕超过二十年，使用过的技术与工具不下上百种，但当我两年前接触到筋膜加压治疗带技术时，顿时眼睛一亮，这并不是推翻先前所学过的技术，也不是取代其他技术或医疗器材的新技术，这是一个叠加在其他技术上的专业技术，让原本的手法治疗、康复理疗仪器与工具治疗，展现出一加一大于二的效果。

虽然筋膜加压治疗带的构造看起来很简单，但是其背后的人体科学原理及操作技术并不简单，如果操作不当可能还会产生相反的效果，不可不慎重。

我一直在找寻一种快速又有效的治疗技术，因为每当有患者求诊的时候，我内心想要帮他们解决病症的动力可能比他们本身还要强烈，所以当我接触到这项技术时，内心是非常激动的。我不仅希望通过这项技术治愈更多患者，我更想要把这项快速且有效的治疗技术分享给每一位治疗师朋友，我也因此产生了编写本书的动机，期待在未来的日子里，有更多的朋友一起应用筋膜加压治疗带帮助更多患者恢复健康。

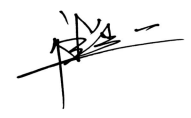

前言二

从事临床康复治疗 10 余年，我时常思考如何增进我的技术，帮助我的患者更加安全快速有效地恢复健康。基本每年我都会花费数万元到全国各地进修学习，已经不知道参加了多少场次的培训，学习了多少种技术。有国外的导师来到中国，我更是第一时间抢着报名学习以提升自我。我深怕自己漏掉一项技术，甚至是一个观念。

在学习的同时，我也乐于分享自己的所见所闻，将相关的知识与心得，都分享在"运动医学部落"公众号。不知不觉，我在该公众号上的粉丝已突破 15 万人。许多粉丝与我互动时谈到，在这个公众号上不仅可以学习到好的专业技术，更多的是感受到了我这几年来坚持不懈的努力与分享的热情。

筋膜加压治疗带技术又称巫毒带技术。三年前这项技术进入了我的视线。这项由德国治疗师研发的技术，通过台湾老师的教授，我被它的威力惊艳到了——2分钟内关节活动度提升50%，1分钟内膝关节的肿胀就消除了80%。这种结合了筋膜科学研究理论的技术，能快速达到治疗效果。不仅如此，在健身锻炼领域，筋膜加压治疗带技术可以在有限的时间内提升代谢压力，让肌肉增长速度比一般训练提升不少。因此，我下定决心，不仅自己学习，还要把这项好用的技术在国内推广起来，让更多的人受惠。

感谢我的恩师潘主任，一路以来他在前方带领着我——不仅在专业技术层面，更在职业发展与人际交往上，以身作则地为我开疆辟土。当我跟他谈到想推广筋膜加压治疗带技术时，除了全力支持我之外，他更是在百忙之中抽出时间跟我一起开会、讨论案例、搜寻国内外科学文献、整合制作课件与撰写文章，这样的工作态度让我非常感动，也更有动力顶着困难往前走下去。

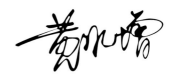

目录

Contents

第一章
切入筋膜观点

- 关于筋膜 -

筋膜以胶原蛋白和水为主要成分，有像网状或蜘蛛网状的结构；筋膜包覆人体的全身——不仅是肌肉，还包覆皮肤、骨骼、神经、动脉、静脉、心、肺、脑和脊髓等所有组织和内脏，筋膜填充于组织的腔室内。此外，韧带、肌腱、关节囊等都可以被理解为是筋膜增大增厚的衍生物。

需要注意的是，人体全身的各部位都通过筋膜连接起来，不管人体是经过剧烈的运动还是长时间久坐，都要回到双脚站立的状态，人体中这些围绕全身的筋膜通过压缩纤维——具有张力的结构，在动作转换间，通过筋膜的伸缩张力提供转换姿势的动能。

如果筋膜状况良好，筋膜的张力结构就能够提供很好的能量传递，因此活动度大，身体的柔软度高。如此一来，不仅可以发挥更大的力量和进行更快速的活动，还可以柔软自如地活动。即使是需要瞬间爆发力的运动，身体也可以完成。绝佳的筋膜状态，让身体容易取得平衡，所以不容易疲劳，也不容易受伤。无论是运动还是日常生活，活化的筋膜可造就协调高能量传递的状态。

筋膜由胶原蛋白和水组成，构造出张力结构。在人体活动关节时，张力结构向周围组织滑动延展，关节可以实现全范围活动。如果张力结构丧失了滑动性，活动度就会受到限制，关节柔软度会降低。

肌肉在皮肤的深面，肌外膜、肌束膜、肌内膜、肌膜这四种筋膜使皮肤和肌肉产生联系。当肌肉收缩时，肌肉的细纤维会滑动这些筋膜，产生更好的肌肉收缩品质。

如果筋膜没有滑动性，肌肉的纤维就无法有很好的滑动缩短，因此人体不能够自如活动，出现只能使用部分肌肉的状况，即原本做动作应该 100 根肌束用力产生 100% 的力，受制于筋膜的滑动性差，现在仅有 50 根肌束发力，没办法产生 100% 的力；而这 50 根肌束也会因为负荷过大，很容易出现疲乏。此外，肌肉如果无法被有效地使用，不管肌肉多么巨大，也会面对肌力逐渐下降的窘境。

筋膜内部布满微血管，筋膜通过微血管的血液获得水分、氧气、营养，进行筋膜的代谢。筋膜内水分含量为 60% ~ 80%，是由微血管渗出的血浆成分供给的。

但如果微血管受伤或是受到压迫，导致血液断流，会影响微血管渗出血浆，进而导致水分的停供，使筋膜呈现脱水状态。筋膜内胶原蛋白的浓度升高，筋膜渐趋纤维化，组织间的黏性也会增加。运动不足或长时间保持相同姿势的生活状态，都会导致这样的结果。

过度运动、手术切除组织及反复受伤的身体部位等，也是出现筋膜脱水状态的可能原因。此外，发生挫伤或被打击而产生内出血时，血小板会从微血管渗出进行止血，这种止血功能对于筋膜的张力结构而言，可能会使筋膜间和其周围组织产生粘连。

脱水状态或粘连都会妨碍筋膜的活动，是引起所有功能性障碍的源头。一旦筋膜组织处于这样的状况，会更容易出现关节活动度减少、肌力降低、疼痛，甚至引起乳酸堆积而产生全身疲劳。

事实上，筋膜由胶原蛋白和水构成，是非常容易变化的组织，通过手法或运动处理粘连，可以直接提高日常生活或运动的能力，进而预防或改善受伤的情况。

- 放松原理 -

筋膜可以被放松吗？又或者说你放松的是什么筋膜？因为人体内的筋膜种类其实很多，从结构松散的内脏筋膜，到排列致密的强韧的肌腱韧带都属于筋膜。

一般来说，紧绷的或者致密的筋膜可以通过各种技巧来达到放松，像手法治疗、拉伸技术、筋膜刀技术、泡沫轴技术等都是很常见的处理方式。但短期内感觉筋膜变松很可能不是其组织结构真的放松，而是在筋膜内部的各种感受器因为各种技术的影响得到了放松的效果，可能需要持续处理并搭配运动 6~24 个月才会使筋膜结构有本质上的改变，实现放松。

由于全身的筋膜组织是连接在一起的，身体感觉到紧绷的部位不一定是真正发生病变的部位，又或者该部位真的是很紧绷但造成其紧绷的原因在其他位置，所以正确的评估检测非常重要。例如，常见的肩胛骨周围紧绷酸痛，其病因可能是手臂筋膜线紧绷，也可能是背部的胸腰筋膜紧绷；而髂胫束紧绷的原因可能是臀大肌或者臀中肌紧绷或功能障碍等。通过正确的处理并搭配运动，可以将紊乱的筋膜组织逐渐理顺，不仅可减少疲劳酸痛的问题，对于整体健康与循环代谢，甚至运动表现等都有很大的帮助。

筋膜加压治疗带就是处理筋膜紊乱等相关病症非常简单又实用的工具。筋膜加压治疗带技术利用筋膜加压治疗带的加压原理，可以直接调整浅层和深层的筋膜组织状态，并进一步利用血流阻断原理，配合代谢压力与海绵回充效应（肌肉海绵理论），帮助局部组织重新更新其内部循环状态，促进组织生长，达到消炎止痛的生理效果。筋膜加压治疗带技术配合运动可调节筋膜组织的弹性与方向性，达到整体运动恢复的效果。

- 基本操作技术 -

操作方向

由远心端向近心端缠绕。

操作强度

一般使用 50% 的强度，但针对有病症或者较敏感的区域可降低至 30% 的强度；针对运动员或者肌肉较壮硕的部位可以使用超过 50% 的强度。

操作时间

一般建议在 2 分钟内操作完毕，让血液回流促进组织代谢。但某些情况下可延长操作时间，但不建议超过 5 分钟，以免对身体组织造成不必要的伤害。

一般仅在同一部位操作一次筋膜加压治疗带技术。但如果症状严重，可以针对同一部位操作 2~3 次，或者运用不同的筋膜加压治疗带技术，以达到更佳功效。

针对初学者：单纯缠绕技术即可。注意，每次缠绕筋膜加压治疗带的力量要均匀，每条治疗带之间重叠 50%，避免有空隙。

针对手法治疗师：运用筋膜加压治疗带技术并同时搭配治疗手法，可以达到一加一大于二的功效。无论是关节松动术、筋膜放松术，还是肌肉能量技术等，都有不错的临床效果。

针对运动教练：搭配筋膜加压治疗带最直接的效果就是矫正运动，无论是人体结构还是软组织不平衡，皆可以通过矫正运动搭配筋膜加压治疗带获得不错的矫正功效。另外，在运动恢复时搭配筋膜加压治疗带可以有效提升组织代谢，放松紧绷的肌肉与筋膜组织，这也是国家队队医最常使用的方法之一。

针对按摩师、拉伸师：放松人体组织除了使用手法揉按与拉伸技术之外，搭配筋膜加压治疗带可以提升组织放松效果，特别在拉伸技术的操作上，筋膜加压治疗带可以使拉伸强度集中在欲放松的部位，避免整体拉伸但局部依然紧绷的现象。筋膜加压治疗带技术是很值得搭配使用的技术。

筋膜加压治疗带的操作会高强度地挤压肌肉与筋膜等软组织，而这些软组织必须依靠水分才能进行组织内血液循环、组织代谢甚至组织间的滑动等，才能够具备正常的生理功能。所以在操作筋膜加压治疗带技术的前后建议多饮水，以提升操作效果。

- 操作技术解析 -

恢复肌肉、关节与筋膜的状态

软组织损伤

　　人体软组织损伤后会产生炎症反应，出现局部红、肿、热、痛等现象。软组织损伤分为急性损伤与慢性损伤。

　　急性损伤：可以明确区分是某次损伤造成的疼痛。例如，刚才下楼时扭到脚踝。

　　慢性损伤：无法明确区分是哪次损伤产生的疼痛或是什么时间开始出现的疼痛。例如，肩颈酸痛。

　　无论是哪一种损伤，身体除了产生红、肿、热、痛等生理反应外，还会造成组织变化与功能受限。例如，关节活动度下降、组织粘连、肌肉无力 / 痉挛、组织僵硬，以及运动表现下降等现象。

　　软组织损伤无法单靠制动休息恢复到健康、有功能的状态，甚至很可能因为不动或减少活动而造成局部僵硬与粘连更加严重。所以软组织损伤需要搭配相应的治疗方法，而筋膜加压治疗带技术就是其中一种治疗手法。

处理顺序

人体有很多感受器，筋膜中的感受器比肌肉中的感受器多10倍以上。当组织受伤出现炎症时，疼痛感会影响局部组织，甚至造成整体筋膜功能障碍。筋膜加压治疗带可以借按压来抑制疼痛感，让患者有疼痛减轻的感觉，并同时通过压迫与回充效应提升组织黏弹性，将僵硬的组织放松。当使用筋膜加压治疗带对组织产生压迫时会使滞留在局部的代谢产物向心脏的方向回流（由远心端向近心端缠绕），而移除筋膜加压治疗带后，因为局部压力下降，导致海绵回充效应产生，带着养分与氧气的新鲜血液与组织液回充到该部位，可以促进组织再生与恢复。筋膜加压治疗带技术可以非常直接有效地消除炎症反应及组织淤血现象。

减轻疼痛	减轻肿胀	缓解僵硬	提升关节活动度
肌筋膜压迫	闸门控制理论，减轻疼痛感 提升组织黏弹性		
血液回充	肌肉海绵理论，排出代谢产物，补充水分、养分 恢复组织弹性		
组织放松	缓解组织僵硬 促进神经放松		
组织恢复	提升本体感觉神经控制能力 促进动作表现		

直接对关节缠绕会使关节产生负压（内聚力），让流失在外的关节囊液集中到关节腔内，增加关节活动度并减少关节狭窄带来的疼痛，并促进组织内的体液交换效率。若同时配合关节松动术可将平时因为粘连或者损伤等问题造成活动度受限的关节滑动开，将关节摆回正确位置，进而提升关节活动度。建议治疗师不只应用徒手关节松动术带动关节活动，可以配合相关动态关节松动操作，这样不仅可以提升关节活动度，还可以促进肌肉运动能力。

炎症与组织肿胀容易导致神经感觉输入与运动能力下降，筋膜加压治疗带技术不仅能够有效解决这些问题，还能使肌肉运动所产生的动作重新建立神经控制能力。长期慢性疼痛或者功能动作障碍者在康复训练时特别适合配合筋膜加压治疗带技术，如肩关节周围炎（俗称五十肩，又称冻结肩）患者、膝关节骨性关节炎患者以及慢性腰痛患者等。

第二章
上肢病症与损伤的
处理技术

→

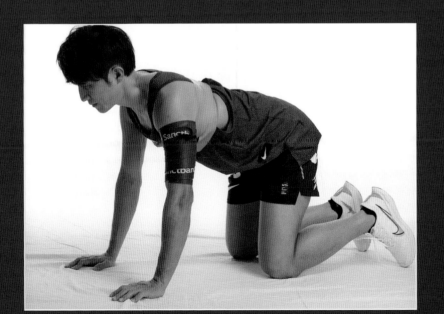

- 肩峰撞击综合征 -

引起肩峰撞击综合征的病变有两类。

第一类：肩袖肌群病变。肩袖肌群因受伤或老化，造成肌腱钙化及黏弹性改变，其钙化的位置与外周组织摩擦的力量增加，产生致炎物质。

第二类：动作失能。肩关节在运动时必须有肩肱节律配合。肩袖肌群在关节滑动时，如果有动作不当的问题，就会很容易与周围的硬组织互相撞击，最常见的是冈上肌在肩峰下的空间被夹挤，或是肩袖肌群在肩关节内被滑囊液刺激。

第一类 肩袖肌群病变

对于肩袖肌群老化造成的钙化或粘连，组织受损之后，需要有更多的血供，可以使用"8"字交叉的方式缠绕筋膜加压治疗带，针对单点做按压，以产生血液灌注的效果。

适合对象

五十肩、粘连性关节炎、钙化性肌腱炎患者，以及过肩投掷的运动员。

使用耗材

加长型 5 厘米筋膜加压治疗带。

操作顺序

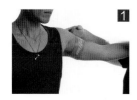 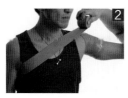 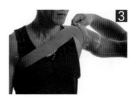

患者手臂平举，在操作侧的肩关节下做锚点，不予施加拉力。

在上臂加压一圈后，向对侧腋下缠绕，然后绕回患侧肩关节。此时，会产生一个交叉点，使交叉点压迫在压痛点或是有钙化的地方。

沿此方向，重复缠绕，最后收尾。

动作示范

❶ 身体前倾，手持重物下垂，依靠身体的重量做肩关节旋转绕圈的动作，共 10 圈。

❷ 动作完成后，去掉筋膜加压治疗带。

❸ 再次进行相同的动作。

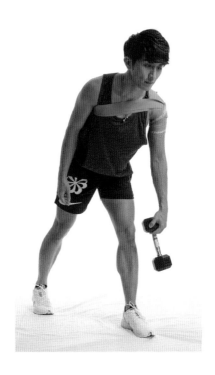

① 在关节处施压缠绕时，肢体必须是悬空的。

② 此动作会产生肩关节被牵引的力量，做动作时，切忌出现疼痛。

第二类 动作失能

对于动作失能引起的肩峰撞击综合征，必须诱发肩关节及肩胛骨周围的肌肉群，使旋转肌和肩肱节律可以恢复。

适合对象

五十肩、粘连性关节炎、钙化性肌腱炎、翼状肩胛患者，以及过肩投掷的运动员。

使用耗材

» 加长型 5 厘米筋膜加压治疗带。
» 5 厘米筋膜加压治疗带 1 条。

操作顺序

❶ 在肩胛骨下角做锚点，不予施加拉力。由外而内缠绕，通过筋膜加压治疗带将肩胛骨向内固定住。

❷ 由下而上进行加压，如果患者可以接受，用 50%~70% 的力量缠绕。缠绕多少与患者的状况有关系，患者的肩胛骨稳定性越差，需要缠绕的量越多。

❸ 沿此方向，重复缠绕，最后收尾。

❹ 由内而外缠绕，在上臂中段做锚点。

❺ 沿此方向，重复缠绕，最后收尾。

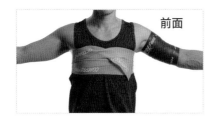
前面

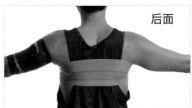
后面

动作示范

❶ 呈四足跪姿，双手置于肩膀下与地面垂直。尝试做推地的动作，把肩胛骨向外推移，借此练习前锯肌，共 10 次。

❷ 动作完成后，去掉筋膜加压治疗带，再次进行相同的动作。

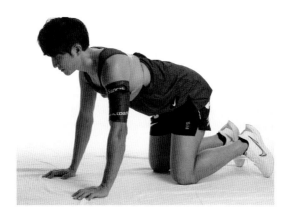

筋膜加压治疗带施加的压力越小，肩胛骨需自主控制越多，运动强度越高。

- 肱二头肌肌腱炎 -

　　肱二头肌长头与肩关节盂唇连接。在进行上半身运动时，如果肱二头肌肌腱在离心收缩的过程中，未能适当进行离心控制而产生拉扯，轻者产生肌腱发炎，重者出现肩关节盂唇的撕裂。对于肱二头肌肌腱炎，康复的第一步是训练二头肌离心收缩的动作模式。

适合对象

　　五十肩、钙化性肌腱炎、肱二头肌肌腱炎、肩关节盂唇受伤、肱骨内上髁炎患者，以及过肩投掷的运动员。

使用耗材

　　5 厘米筋膜加压治疗带 1 条。

操作顺序

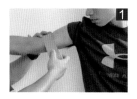 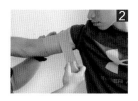 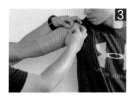

在肱二头肌肌腹最下端缠绕一圈作为锚点，不予施加拉力。

由外而内缠绕，包裹整个肱二头肌肌腹。

沿此方向，重复缠绕，最后收尾。

动作示范

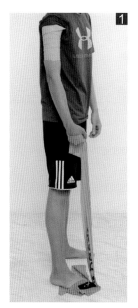 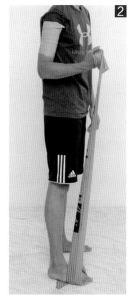 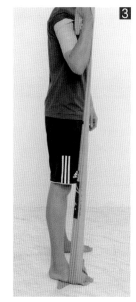

利用弹力带进行肱二头肌的向心收缩运动。

- 网球肘 -

网球肘又称肱骨外上髁炎，但其实际上并不是真正的发炎状态，而是当前臂肌肉进行运动，向上或向下传递能量时，位于肱骨外上髁处的不连续带，因筋膜的晃动而产生疼痛，如同板块间的缝隙，能量累积久了，会形成一次地震。

对于网球肘，康复的第一步是训练前臂肌肉离心收缩的动作模式。

适合对象

网球肘患者、日常需要抓或扭动作的人，以及过肩投掷的运动员。

使用耗材

5 厘米筋膜加压治疗带 1 条。

操作顺序

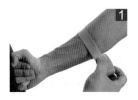 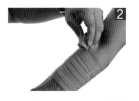 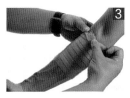

在前臂伸肌肌腹最下端缠绕一圈作为锚点，不予施加拉力。

由下而上缠绕，包裹整个前臂伸肌肌腹。

沿此方向，重复缠绕，最后收尾。

动作示范

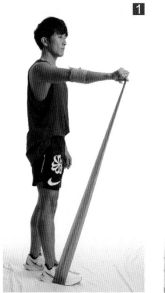 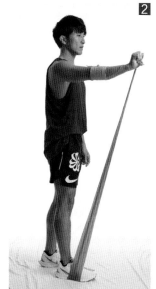

利用弹力带进行前臂屈伸运动。

- 肘韧带撕裂 -

在进行投掷动作的时候，肘关节内侧韧带会有大量的离心收缩压力，容易造成内侧韧带损伤。运动过度或者没有适当恢复，很容易造成撕裂，甚至断裂。

对于肘韧带撕裂，可以通过适当的手臂力量强化、抗阻训练与稳定性训练提升关节强度，通过筋膜加压治疗带调整整体手臂张力，促进组织恢复与血供，让肘关节甚至整个手臂更加有力，且将伤害风险降到最低。

适合对象

网球肘患者、日常需要抓或扭动作的人，以及过肩投掷的运动员。

使用耗材

5 厘米筋膜加压治疗带 1 条。

操作顺序

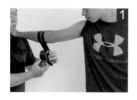 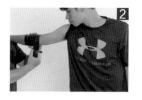 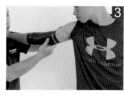

患者腕关节放于稳固物体上，在其肘关节下大约三横指的位置，缠绕一圈作为锚点，不予施加拉力。

由远端向近端缠绕，在肘关节面处给予强度较大的压力，以对肘关节面加压。

沿此方向，重复缠绕至肘关节上方大约三横指的位置，最后收尾。

动作示范

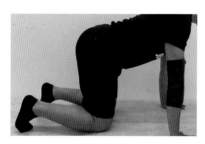

四足跪姿，手掌撑地，练习肩关节内外旋转的运动，学习如何控制肘关节。

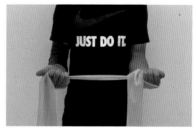

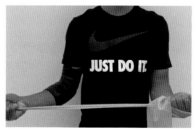

肘关节在体前屈曲 90°，双上臂夹在身体两侧，练习肩关节外旋的运动，学习如何控制肘关节。

-三角纤维软骨复合体损伤-

三角纤维软骨复合体位于尺骨远端，由三角纤维软骨（关节盘）、半月板近似物（尺侧半月板）、腕尺侧副韧带、背侧桡尺韧带、掌侧桡尺韧带和尺侧腕伸肌腱鞘组成。其主要功能是吸收剪切力。棒球或排球等的投掷动作属于上肢闭链动作，在做该动作时，肩胛骨需要保持动态稳定；否则，肘关节或者腕关节会产生旋转应力。

腕关节处肌肉较少，容易出现过度旋前或者旋后，导致三角纤维软骨复合体的肌腱、韧带和软骨受损。

对于三角纤维软骨复合体损伤，必须重建正确的动作模式。

适合对象

手腕疼痛、曾经因为撑地受伤的患者，以及手部工作者。

使用耗材

2.5 厘米筋膜加压治疗带 1 条。

操作顺序

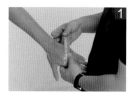 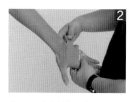 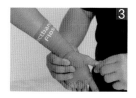

在虎口处缠绕一圈作为锚点，不予施加拉力。

由下而上缠绕，在腕关节面的位置，给予强度较大的压力，以对腕关节面加压。

沿此方向，重复缠绕至手腕上方，长度与手腕至虎口的治疗带长度一致，最后收尾。

动作示范

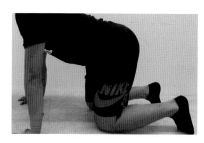

四足跪姿，手掌撑地，练习肩关节内外旋转的运动，学习如何控制肘关节。

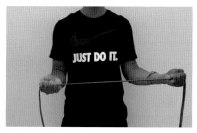

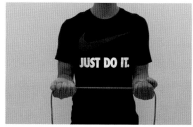

肘关节在体前屈曲 90°，双上臂夹在身体两侧，练习肩关节外旋的运动，学习如何控制肘关节。

- 妈妈手 -

拇指是日常生活中使用最多的手指，抓、握、扭、举的动作，总是离不开拇指的参与。手腕、手指过度活动后，手背桡侧（靠近拇指侧）肌腱周围的腱鞘因为重复摩擦而肿胀，压迫拇短伸肌及拇长展肌的肌腱和滑膜，使腱鞘变狭窄，肌腱和滑膜发炎、肿胀，手腕拇指侧出现疼痛。这种病症称为狭窄性腱鞘炎。因为其常见于哺乳期的妈妈，所以又称妈妈手。妈妈手严重时会造成肌腱粘连，导致拇指及手腕的活动受限。

出现妈妈手后，必须先通过手法治疗改善周围腱鞘炎症及肌腱滑动障碍的问题。

适合对象

日常需要抓或扭动作、拇指动作多的人，以及手部工作者。

使用耗材

2.5 厘米筋膜加压治疗带 1 条。

操作顺序

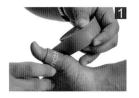 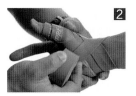 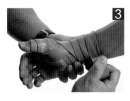

于拇指处缠绕一圈作为锚点，不予施加拉力。

由下而上缠绕，在疼痛处交叉缠绕，使交叉沿着肌腱重叠。

沿此方向，在肌腱疼痛处形成"X"形加压区，最后收尾。

动作示范

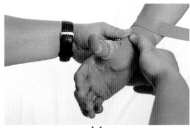

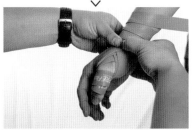

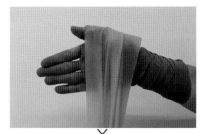

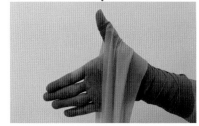

治疗师用手压于加压的位置，通过徒手操作，协助患者做出肌腱离心或向心的动作。

患者手持毛巾或弹力带，自行练习拇指开链动作（包括外展、屈曲、后伸及内收）。

- 腕管综合征 -

正中神经是由第 6 ~ 8 颈神经根和第 1 胸神经根的前支组成的神经干。其出颈椎后，经过前颈部、前胸部、上臂及前臂的前侧，最后通过腕管到达手的末端。腕管内有九条肌腱，以及正中神经和动脉血管通过。肌腱收缩滑动的摩擦、正中神经本身紧绷、动脉血流阻塞或腕管内肿胀都会使腕管内容积减小或者压力升高。

一旦压迫到正中神经，神经局部缺氧后，很容易产生酸痛或末段感觉异常。若已产生神经受损，会有麻木感散布在拇指、示指和中指。不论是哪一种原因造成的症状，皆称为腕管综合征。对于腕管综合征，建议先分析造成正中神经压迫的主要原因，避免对其造成二次伤害。

第一类 循环受阻

对于动脉血流阻塞或腕管内有肿胀的情况，主要问题是来自前臂的肌肉或筋膜太紧绷，导致大动脉的血流流速减慢，进而影响小动脉的血流量。建议解决筋膜紧绷的问题，以增加血流量及减少肿胀。

适合对象

日常需要抓或扭动作、拇指动作多的人，以及手部工作者。

使用耗材

5厘米筋膜加压治疗带1条。

操作顺序

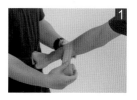 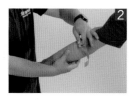 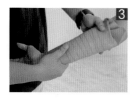

于前臂下 1/2 处缠绕一圈作为锚点，不予施加拉力。

由下而上缠绕，在激痛点处进行 1~2 次交叉缠绕。

沿此方向，重复缠绕至肘部，最后收尾。

动作示范

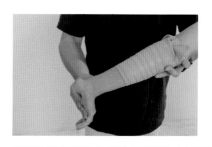 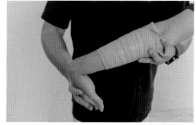

前臂伸肌和屈肌的运动（需要治疗师引导患者练习）。

第二类　肌腱收缩滑动产生摩擦

　　前臂靠近手腕端的地方，聚集了非常多的肌腱、筋膜和韧带，筋膜会因为受伤或姿势不良而出现慢性炎症、脱水，进而增加肌腱间的剪切力和应力，导致肌肉的工作效率差、血液循环差，肌腱间的黏着物无法被代谢掉，使肌腱被相互牵制，最终影响正中神经。对于这种原因造成的腕管综合征，必须先通过徒手的方式改善肌腱滑动障碍的问题。

适合对象

日常需要抓或扭动作、拇指动作多的人，以及手部工作者。

使用耗材

2.5 厘米筋膜加压治疗带 1 条。

操作顺序

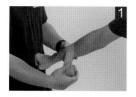 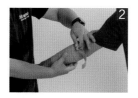 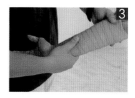

在手腕近端缠绕一圈作为锚点，不予施加拉力。

由下而上缠绕，在前臂肌腱处交叉缠绕，并使交叉沿着肌腱重叠。

沿此方向，在前臂肌腱群形成"X"形加压区，最后收尾。

动作示范

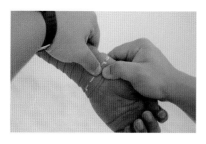 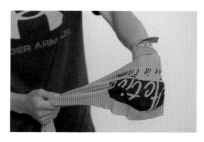

治疗师用手压迫加压的位置，通过徒手操作，协助患者做出前臂旋前和旋后的动作。

患者手持哑铃或有弹性的工具，进行前臂旋前和旋后，以及手腕各平面向心收缩运动。

第三类　正中神经本身紧绷

腕管是正中神经穿越的最后一个神经通道，如果正中神经在颈椎、锁骨三角、肘区近端已经被夹挤，患者除了有手腕酸痛麻木的症状，还有上肢的症状。对于这种类型的腕管综合征，必须首先解除正中神经本身紧绷的问题。

适合对象

日常需要抓或扭动作、拇指动作多的人，以及手部工作者。

使用耗材

2.5 厘米筋膜加压治疗带 1 条。

操作顺序

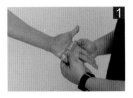 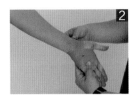 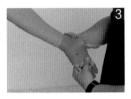

在虎口处缠绕一圈作为锚点，不予施加拉力。

由下而上缠绕，在掌心处交叉，并使交叉沿着正中神经重叠。

沿此方向，在手腕到掌心的正中神经处形成"X"形加压区，最后收尾。

动作示范

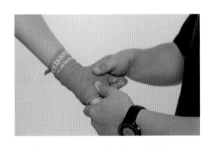

主动进行正中神经神经松动手法。

如果以上三类动作示范在操作过程中出现手麻，请立即松开治疗带，并在再次缠绕筋膜加压治疗带时，给予较少的压力。

- 手腕疼痛 -

　　手腕是活动度较高的关节。在运动时，位于手腕的两排共八块腕骨需要产生适当的滑动和滚动，才不会出现肌腱夹挤和骨骼间的碰撞。手腕疼痛常见于跌倒后手腕撑地造成的软组织损伤，甚至骨折。慢性期有些患者的疼痛位于小指侧的手腕、有些患者的疼痛位于手腕中央，其原因通常与近端的桡尺关节活动度有关，也可能与远端运动障碍有关。

第一类 桡尺近侧关节活动度差

因桡尺近侧关节活动度差产生的疼痛或不适见于进行开链运动时。正常的前臂旋前和旋后的角度至少为 90°，其中桡尺近侧关节运动应占较大的比例。当前臂近端角度受限后，远端关节就会产生过大的代偿角度，甚至很多人会以远端桡尺关节作为旋转的轴心。久而久之，会造成过松的远端桡尺关节末端感觉。从背侧观察，会发现尺骨末端凸出。对于这种类型的手腕疼痛，建议必须增加桡尺近侧关节的角度及动作控制力。

适合对象

手腕疼痛、曾经撑地受伤的患者，以及手部工作者。

使用耗材

2.5 厘米筋膜加压治疗带 1 条。

操作顺序

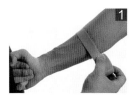 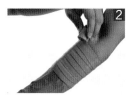 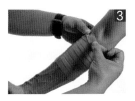

在前臂伸肌肌腹最下端缠绕一圈作为锚点，不予施加拉力。

由下而上缠绕，在桡尺近侧关节处进行1~2次交叉。

沿此方向，重复缠绕至肘部，最后收尾。

动作示范

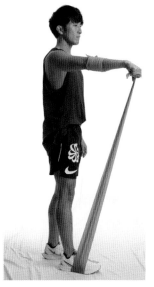

通过弹力带进行手腕屈曲和后伸的向心收缩运动。

 亦可在手持重物握拳下，在桡尺远侧关节向近端缠绕筋膜加压治疗带，然后做前臂旋后和旋前的向心收缩运动，借此增加桡尺远侧关节的稳定性。

第二类 远端运动障碍

因远端运动障碍产生的疼痛或不适见于进行闭链运动时。骨骼间的韧带过松，是运动障碍的原因，患者在闭链运动中，无法顺利使用虎口或手掌的力量，会使小指的压力过大。对于这种类型的手腕疼痛，建议必须重建闭链运动的控制能力。

适合对象

日常需要抓或扭动作、拇指动作多的人，以及手部工作者。

使用耗材

2.5 厘米筋膜加压治疗带 1 条。

操作顺序

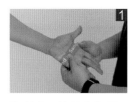 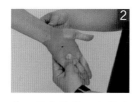 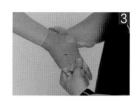

患者虎口处用力打开，类似接球的姿势。在虎口处缠绕一圈作为锚点，不予施加拉力。

由下而上缠绕，在整个手腕上加压，可以在疼痛点处使用交叉缠绕的技术。

沿此方向，重复缠绕至手腕上方，最后收尾。

动作示范

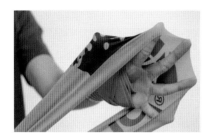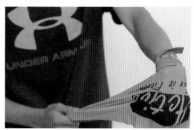

通过弹力带进行手腕后伸及前屈的控制协调运动。

- 手指挫伤 -

　　手指关节灵活且协调，任何抓握的动作，都需要手指的运动，这些运动依靠骨间掌侧肌及背侧肌的协同收缩完成，并且通过韧带维持极限运动的稳定性。一旦手指发生挫伤，局部会有淤青或淤血的状况，导致血流停滞和淋巴淤塞，骨骼也可能发生错位，因而韧带无法维持稳定性，骨间肌无法正常协同收缩。最常见的症状是因疼痛而不能弯曲或伸直手指。对于手指挫伤，建议使用动态关节松动术解决骨骼错位的问题。

适合对象

手指曾经受伤的患者及扳机指患者。

使用耗材

2.5 厘米筋膜加压治疗带 1 条。

操作顺序

❶ 先尝试向内或外旋转远端骨骼，测试动作障碍的方向，并缓解动作障碍。

❷ 在远端指骨间关节缠绕一圈作为锚点，不予施加拉力。

❸ 由下而上缠绕，沿步骤 ❶ 测试的动作障碍方向重叠缠绕。

❹ 沿此方向，缠绕患指，最后收尾时可将治疗带不加压地固定在手腕处。

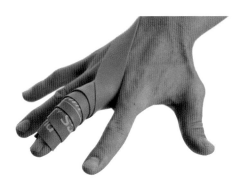

动作示范

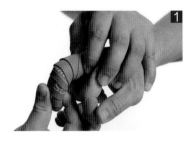 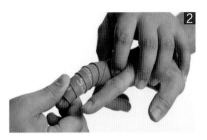

在患者可耐受的范围内，进行手指屈曲和伸展的运动。

① 也可以把筋膜加压治疗带缠绕在虎口到手腕的位置，增加近端稳定性后，进行相关运动，这样也可以达到相同的疗效。

② 如手指运动时出现手指末端皮肤青紫，请立即松开治疗带，并在再次缠绕时，给予较小的压力。

第三章
下肢病症与损伤的
处理技术

→

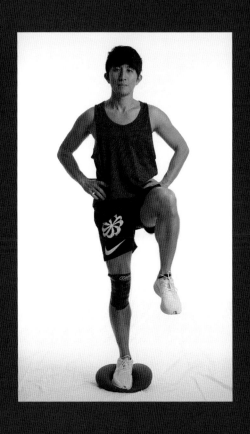

- 股骨髋臼撞击综合征 -

第一类：肌腱与硬组织的夹挤。髋关节周围主要会被夹挤的肌肉有两块，分别是阔筋膜张肌和髂肌。

阔筋膜张肌和臀大肌一起形成髂胫束。阔筋膜张肌起于骨盆的髂前上棘，向下绕过股骨大转子后方，沿大腿侧面汇为髂胫束，止于膝关节以下。阔筋膜张肌及髂胫束的主要功能是将臀部的力量传送到下肢，如果臀部无法正常发力或者髂胫束紧绷，会导致髋关节在运动时阔筋膜张肌卡在股骨大转子处；如果用力使髂胫束越过股骨大转子，会出现剧烈的声响。

髂肌起于髂窝，止于股骨小转子。当臀肌无力时，股骨常常处于微内旋的位置。在髋关节运动时，股骨无法正常旋转或移动，髂肌就会卡在小转子处，通常会在运动时出现延续到腹股沟的不适感。

第二类：关节内部夹挤。髋臼上有一大片关节纤维软骨，随着关节内磨损或者退化，股骨在髋臼内运动时，可能会卡到表面不平整的软骨处，出现关节内部夹挤的情况。

轻症患者可能表现为整个髋关节酸痛或者延续到腿部的不适。重症患者可能发生股骨头缺血坏死。

第一类 肌腱与硬组织的夹挤

肌腱与硬组织夹挤会造成肌腱发炎而出现疼痛。康复时必须放松被夹挤的肌肉，初步让疼痛感下降。重要的是正确引导患者臀肌发力，纠正运动过程中不正常的股骨旋转。

适合对象

弹响髋、骨性关节炎、腹股沟疼痛患者。

使用耗材

加长型 5 厘米筋膜加压治疗带。

操作顺序

操作前，建议先在大腿靠近髋关节处找到激痛点。

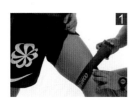
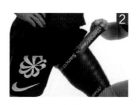
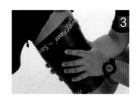

于激痛点下方缠绕一圈作为锚点，不予施加拉力。

由下而上缠绕，在激痛点处交叉缠绕 1~2 次，必要时在髋关节处进行"8"字缠绕。

沿此方向，重复缠绕激痛点，最后收尾。

动作示范

　　针对有激痛点的肌肉，进行深蹲或者弓步蹲，共 10 次。运动结束后去掉筋膜加压治疗带，再次进行相同的运动。

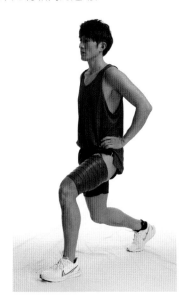

第二类 关节内部夹挤

由关节内部夹挤引起的股骨髋臼撞击综合征必须松弛髋关节，以增加髋关节内部血液循环，刺激软骨修补。

适合对象

弹响髋、骨性关节炎、腹股沟下疼痛患者。

使用耗材

加长型 5 厘米筋膜加压治疗带。

操作顺序

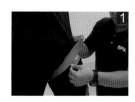 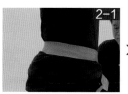 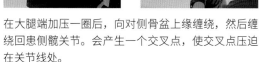

在接近髋关节的大腿端环绕一圈作为锚点，不予施加拉力。

在大腿端加压一圈后，向对侧骨盆上缘缠绕，然后缠绕回患侧髋关节。会产生一个交叉点，使交叉点压迫在关节线处。

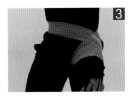

沿此方向，重复缠绕，
最后收尾。

动作示范

　　通过身体的重量进行髋关节旋转绕圈的运动，共 10 圈。运动结束后去掉
筋膜加压治疗带，再次进行相同的动作，以确保有更多的血液可以进入患部。

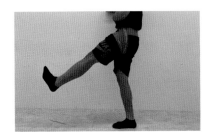
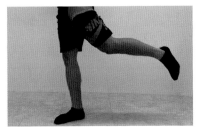

① 在关节处施压缠绕时，肢体必须是悬空的。
② 髋关节旋转绕圈的动作会产生髋关节被牵引的力量。在做动作时，
切忌产生疼痛。

- 大腿后肌群疲劳性拉伤 -

大腿后肌群包括股二头肌、半腱肌和半膜肌。股二头肌的长头起于坐骨结节。在分析步态过程的肌电图中会发现，股二头肌是少数几块不管在任何时期都持续用力产生加速或减速的力量，并维持支撑期稳定性的肌肉。股二头肌对于运动功能是极其重要的肌肉。当股二头肌的长度不足或者弹性差时，通常受伤发生在髋关节抬起后，在膝关节伸直的瞬间。此时股二头肌长头起点处会产生拉伤。

股二头肌损伤会严重影响动作的模式和品质。股二头肌也是容易发生疲劳性拉伤的肌肉。损伤后，必须增加肌腱端的血液灌注，以刺激修复。

适合对象

需要快速跑步或者大跨步的运动员、有大腿后侧肌群拉伤病史的患者。

使用耗材

5厘米筋膜加压治疗带1条。

操作顺序

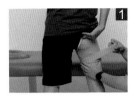 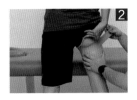 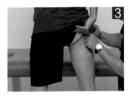

于激痛点下方缠绕一圈作为锚点，不予施加拉力。

由下而上缠绕，在激痛点处交叉缠绕 1~2 次。必要时在髋关节处进行"8"字缠绕。

沿此方向，重复缠绕激痛点，最后收尾。

动作示范

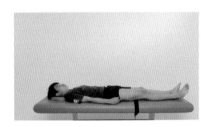 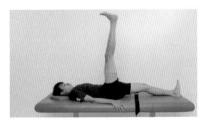

主动或者被动进行直腿抬高的运动，共 10 次。运动结束后去掉筋膜加压治疗带，再次进行相同的动作，以确保有更多的血液可以进入患部。

 在急性期进行直腿抬高时，以不发生疼痛为原则。

- 跳跃者膝 -

跳跃者膝的学名是髌腱炎，实际上它并不是真的急性炎症状态。跳跃者膝常见的病因有以下几类。

第一类：髌腱（解剖学术语为髌韧带）是股四头肌肌腱向尾端的延伸带，其起于髌骨下缘，止于胫骨粗隆。当股四头肌或髂胫束紧绷时，会向上或向外拉动髌骨，髌腱因而被迫拉长。重复性的股四头肌收缩会造成髌腱弹性疲乏，产生微创伤或重复性损伤，造成髌腱两端疼痛。

若在胫骨端的附着点产生骨剥离或骨增生，就是青少年膝下痛，称为胫骨结节骨软骨炎或胫骨粗隆骨软骨病，又称奥斯古德－施拉特病（Osgood–Schlatter disease）。

第二类：髌腱后方有一个人体天然的脂肪垫，股四头肌收缩会带动髌腱的滑动，脂肪垫或者位于脂肪垫和髌腱之间的筋膜过度摩擦后发热，产生髌腱疼痛。

第三类：股四头肌肌腹张力异常，连带引起肌腱的反应能力下降，导致敏感性疼痛。

第一类　髌腱问题

　　如果髌骨被软组织拉动移位，会造成肌腱的附着点改变，影响肌腱的运动表现。对于这种类型的损伤，必须先处理不恰当的髌骨位置。

适合对象

　　跳跃者膝、青少年膝下痛、髌骨软化症、髌骨外翻、骨性关节炎、膝关节积水、X形腿患者，以及需要跳跃或者跑步的运动员。

使用耗材

　　5厘米筋膜加压治疗带1条。

操作顺序

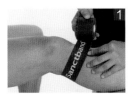

在胫骨平台处缠绕一圈作为锚点，不予施加拉力。

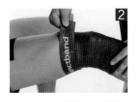

由下而上缠绕，包裹整个髌骨。

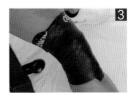

沿此方向，重复缠绕，最后收尾。

动作示范

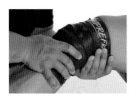

治疗师用手压迫加压的位置，协助将髌骨保持原位，做关节松动术。

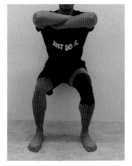

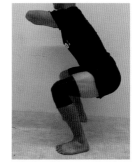

站姿，双膝环绕弹力带，练习通过髋关节的力量将髌骨朝向正前方。进阶的动作是深蹲或者弓步蹲（上图），切记髌骨要朝向正前方。共练习10次。运动结束后去掉筋膜加压治疗带。再次进行相同的动作，以确保有更多的血液可以进入患部。

第二类 脂肪垫问题

髌腱滑动障碍会造成髌腱和其下的脂肪垫产生更多的摩擦。对于这种类型的损伤，需要松解肌腱及其下的粘连物，并促进肌腱收缩的能力。

适合对象

跳跃者膝、青少年膝下痛、髌骨软化症、髌骨外翻、骨性关节炎、膝关节积水、X形腿患者，以及需要跳跃或者跑步的运动员。

使用耗材

5厘米筋膜加压治疗带1条、2.5厘米筋膜加压治疗带1条。

操作顺序

❶ 先用5厘米筋膜加压治疗带在髌腱下方缠绕一圈作为锚点，不予施加拉力。由下而上缠绕，包裹整个髌腱，最后收尾。

❷ 然后在髌腱处使用2.5厘米筋膜加压治疗带缠绕作为锚点，不予施加拉力。

❸ 沿髌腱的方向，用交叉的方式重复缠绕，形成羽状加压带。完成包裹髌腱，最后收尾。

操作顺序

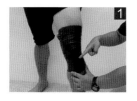 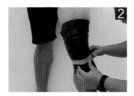 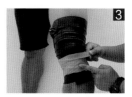

动作示范

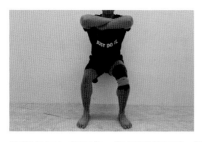 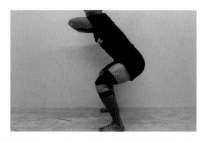

双脚分开与肩同宽，进行深蹲运动（闭链运动），共 10 次。运动完成后，去掉筋膜加压治疗带，再次进行相同的动作，以确保有更多的血液可以进入患部。

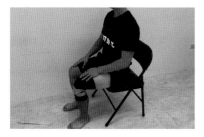 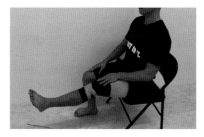

坐姿，进行膝关节伸直运动（开链运动），共 10 次。运动完成后，去掉筋膜加压治疗带，再次进行相同的动作，以确保有更多的血液可以进入患部。

 运动时治疗人员可以徒手协助患者。

第三类 股四头肌问题

股四头肌肌腹张力异常会使髌腱的反应能力下降，导致受伤。此外，不管肌腹张力过高或者过低，都会导致血液循环停滞，血液中的微量元素（钙、铁等）无法顺利到达患处，肌筋膜修复速度下降。对于这种类型的损伤，需要纠正异常张力并恢复功能。

适合对象

跳跃者膝、青少年膝下痛、髌骨软化症、髌骨外翻、骨性关节炎、膝关节积水、X形腿患者，以及需要跳跃或者跑步的运动员。

使用耗材

5厘米筋膜加压治疗带1条。

操作顺序

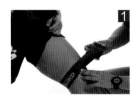

在髌骨上方股四头肌肌腹最下端缠绕一圈作为锚点，不予施加拉力。

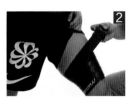

沿股四头肌的各分支环状缠绕。如果可以找到压痛或者激痛点，尝试用交叉缠绕的方法加压。

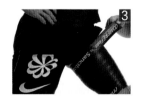

沿此方向，重复缠绕，最后收尾。

动作示范

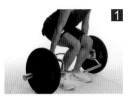 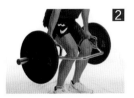 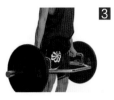

双脚分开与肩同宽，进行深蹲运动（闭链运动），共 10 次。运动结束后，去掉筋膜加压治疗带，再次进行相同的动作，以确保有更多的血液可以进入患部。

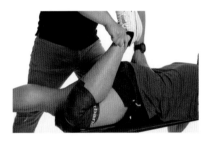 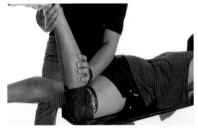

俯卧，进行膝关节屈曲、伸直运动（开链运动），共 10 次。运动结束后，去掉筋膜加压治疗带，再次进行相同的动作，以确保有更多的血液可以进入患部。可以患者自己练习，也可以治疗师辅助练习。

 如果有多个痛点，建议一次仅交叉缠绕一个，这样效果会比较好。

- 前交叉韧带损伤 -

膝关节深处有前、后交叉韧带。前、后交叉韧带和大腿前后侧的肌肉是膝关节稳定的两大关键，当膝关节进行快速扭转时，肌肉无法很快做出反应，会导致胫骨相对于大腿外翻和旋转，造成交叉韧带损伤，以前交叉韧带受伤最为常见。

对于想要再次回到运动场上的患者，大多数医生会给予手术治疗。目前最新的研究指出，手术后的伤口愈合期与后期的运动训练相关，必须加强膝关节前后侧肌的肌力、稳定度及腿后肌的离心收缩训练。在慢性期更要加强进行髋关节铰链启动的练习，以更多地提升膝关节控制力。

一、膝关节稳定性训练

运动过程中，膝关节必须承受 70% 以上的体重，只有具有良好的本体感觉系统，身体才能较好地输出肌力。因此，不管是否手术，对于前交叉韧带受伤的患者，膝关节稳定性训练都是必经的过程，以避免膝关节内软骨的磨损或退化。

适合对象

前交叉韧带损伤、半月板损伤、膝关节骨性关节炎、髌骨软化症、髌骨外翻、膝关节积水患者。

使用耗材

5 厘米筋膜加压治疗带 1 条。

操作顺序

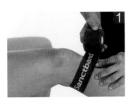 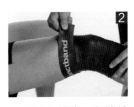 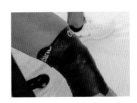

患者脚踩地，治疗师在其膝关节下缘大约三横指的位置缠绕一圈作为锚点，不予施加拉力。

由下而上缠绕，在膝关节处，给予强度更大的压力，以在膝关节面上加压。

沿此方向，重复缠绕至膝关节上方大约三横指的位置，最后收尾。

动作示范

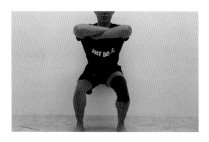 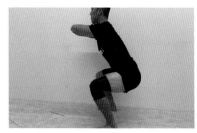

站姿，进行深蹲或者弓步蹲；可以在双膝处环绕弹力带。提醒患者注意保持髌骨朝向正前方。共 10 次。

 术后的运动处方，建议询问专业人员后再执行。

二、腿后肌的离心收缩训练

交叉韧带的主要功能是对抗胫骨前、后移和旋转，类似手刹。此外，身体还存在主动的"刹车"能力，即腿后肌的离心收缩能力。腿后肌的功能越强，在危急的状况下，身体越能通过肌力做出应变。

前交叉韧带受损后，腿后肌的肌力会下滑，无法与股四头肌形成稳定的中坚力量，更无法胜任主导"刹车"的机制。筋膜加压治疗带可以协助诱发腿后肌的力量。

适合对象

前交叉韧带损伤、半月板损伤、膝关节骨性关节炎、髌骨软化症、髌骨外翻、膝关节积水患者。

使用耗材

5厘米筋膜加压治疗带1条。

操作顺序

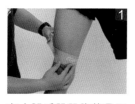 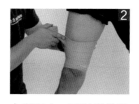 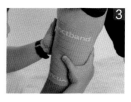

在大腿后肌肌腹的最下方缠绕一圈作为锚点，不予施加拉力。

由下而上，可以沿着肌腹重复交叉缠绕。

沿此方向，完整包裹大腿后肌的肌腹，最后收尾。

动作示范一

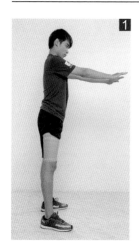 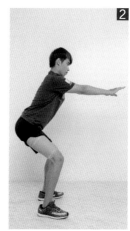 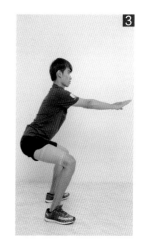

双脚分开与肩同宽，进行深蹲运动，共10次。深蹲结束后，去掉筋膜加压治疗带，再次进行深蹲，以确保有更多的血液可以进入患部。

动作示范二

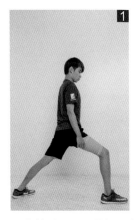 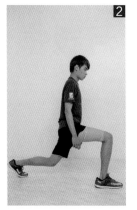 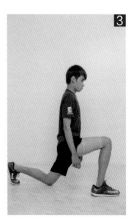

双脚前后分开，进行弓步蹲，共 10 次。弓步蹲结束后，去掉筋膜加压治疗带，再次进行弓步蹲，以确保有更多的血液可以进入患部。

术后的运动处方，建议询问专业人员后再执行。

- 半月板损伤 -

　　人体膝关节共有 6 块软骨，其中 4 块位于膝关节的内、外侧，分别称为内侧半月板、外侧半月板。膝关节屈曲及伸直的动作会伴随胫骨的旋转，半月板的功能就是吸收胫骨旋转造成的剪切力。如果下肢有不当的生物力学，胫骨的旋转动作会出现异常，改变膝关节的受力，使半月板面临退化或磨损的窘境。半月板损伤之后，学习如何增加膝关节控制力是非常重要的课题。从目前的研究来看，下肢在产生动作前，会先诱发臀肌力量，因此对于交叉韧带或者半月板损伤的患者，若要有更好的膝关节动态控制力，需要较好地诱发臀肌力量，而筋膜加压治疗带可以协助诱发臀肌力量。

适合对象

交叉韧带损伤、半月板损伤、膝关节骨性关节炎、髌骨软化症、髌骨外翻、膝关节积水患者。

使用耗材

5 厘米筋膜加压治疗带 1 条。

操作顺序

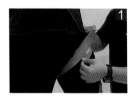 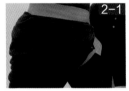

在接近髋关节的大腿端，环绕一圈作为锚点，不予施加拉力。

在大腿侧加压缠绕一圈后，向对侧骨盆上缘缠绕，然后绕回患侧髋关节。此时，会产生一个交叉点，使交叉点压迫在髋关节外后方臀中肌的位置上。

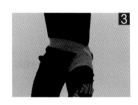

沿此方向，重复缠绕，最后收尾。

动作示范一

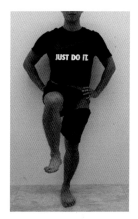

加压侧单脚支撑站立。在单脚站立没问题后，可以在波速球上或者不稳的平面上练习单脚站立。

动作示范二

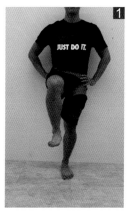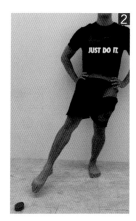

加压侧单脚支撑，另一只脚向前或者向侧面的目标物移动。

动作示范三

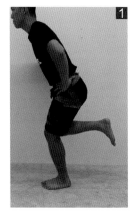 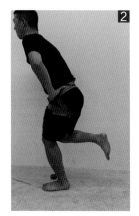

加压侧单脚支撑，另一只脚向后或向侧面的目标物移动。

术后的运动处方，建议询问专业人员后再执行。

- 脚踝扭伤 -

脚踝使脚可以在小腿末端活动，脚踝的位置会决定在落地的瞬间，是安稳地前进，抑或是扭伤或跌倒。

最常见的脚踝扭伤部位是脚踝外侧的距腓前韧带。如脚背下压或者脚背外翻会诱发其疼痛，表示可能有肌肉的拉伤；如果在脚踝外侧有压痛点，表示可能有韧带扭伤。

在脚踝扭伤的急性期需要消除水肿，亚急性期需要恢复相关肌肉的功能，慢性期需要建立好的脚踝动态稳定性。

一、消除关节肿胀

关节肿胀通常发生于关节交界或者韧带的位置。如果不能及时消除肿胀，会形成组织粘连，更有可能造成运动时骨骼互相被夹挤而错位。

脚踝扭伤之后，可以通过加压进行一级或二级关节松动术，促进关节内部循环，以快速消除肿胀。

适合对象

慢性脚踝扭伤、有脚踝受伤史、经常跌倒的患者，以及舞蹈演员。

使用耗材

5厘米筋膜加压治疗带1条。

操作顺序

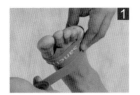

在足弓处缠绕一圈作为锚点，不予施加拉力。

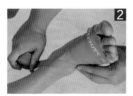

缠绕一圈后，由下而上，绕到对面的踝部，接着绕过小腿骨后方，向脚跟的方向缠绕，完成第一次锁跟。

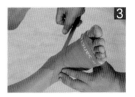

以相同的方式，由下而上缠绕，缠绕至未被包裹的踝部，接着绕过小腿骨后方，向脚跟的方向缠绕，完成第二次锁跟。

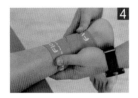

缠绕完成后，除了两次锁跟外，还会在脚踝正前方有一处交叉，最后收尾。

动作示范

　　练习脚踝绕圈，并尝试越绕越大，以使整个踝关节处的骨都能得到活动，共 10 圈。脚踝绕圈结束后，去掉筋膜加压治疗带，再次进行相同的动作，以确保有更多的血液可以进入患部。谨记去掉筋膜加压治疗带后需在不痛的范围内进行绕圈。

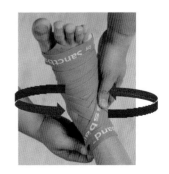

二、恢复相关肌肉的功能

腓骨肌群是脚踝扭伤中最常受伤的肌肉。脚踝扭伤后，身体会通过腓肠肌进行代偿，因此很多患者在后期有小腿或者跟腱酸痛的问题。因此，脚踝扭伤之后，应首先训练腓骨肌群的肌力和控制力。

适合对象

慢性脚踝扭伤、有脚踝受伤史、经常跌倒的患者，以及舞蹈演员。

使用耗材

5 厘米或 2.5 厘米筋膜加压治疗带 1 条。

操作顺序

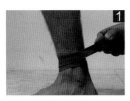 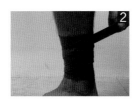 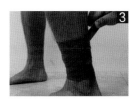

在小腿的外侧远端缠绕一圈作为锚点，不予施加拉力。

由下而上缠绕，在腓骨长肌的肌腹处交叉缠绕，以在该处产生较大的压力。

沿此方向，包裹整个腓骨长肌，最后收尾。

动作示范

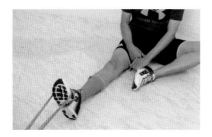

使用弹力带辅助进行针对腓骨长肌的动作和脚踝外翻的动作，进行肌力训练，共10次。肌力训练结束后，去掉筋膜加压治疗带，再次进行相同的动作。以确保有更多的血液可以进入腓骨长肌。

三、脚踝动态稳定动作链

人体侧面有一条专门用来平衡稳定姿势的动作链。平衡不良的人在扭伤后，必须练习从臀部发力的动作模式，以启动身体侧面的平衡肌群。

适合对象

慢性脚踝扭伤、有脚踝受伤史、经常跌倒的患者，以及舞蹈演员。

使用耗材

5厘米或1厘米筋膜加压治疗带1条。

操作顺序

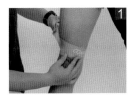 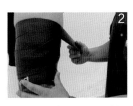 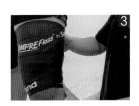

在大腿外侧的远端缠绕一圈作为锚点，不予施加拉力。

由下而上缠绕，如果能找到激痛点，可以尝试在激痛点处交叉缠绕，以在该处产生较大的压力。

沿此方向，包裹整个大腿，最后收尾。

动作示范

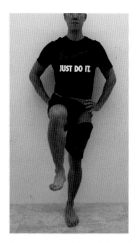

加压侧单脚支撑站立。在单脚站立没问题后，可以在波速球上或者不稳的平面上练习单脚站。

动作示范

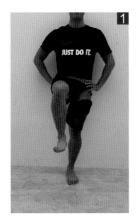 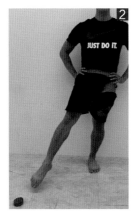

加压侧单脚支撑，另一只脚向前或者向侧面的目标物移动。

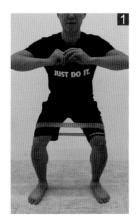 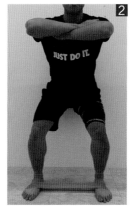

在膝关节上方或足部缠绕弹力带后，练习怪兽走路的动作。

- 跑步者膝 -

　　跑步者膝的规范名称是髂胫束摩擦综合征。髂胫束是阔筋膜外侧的增厚部分，上部包裹阔筋膜张肌的延伸，下端附着于胫骨外侧髁，后缘与臀大肌腱相延续，是身体侧面的支撑带。髂胫束需要有大量的组织液流通，以协助代谢废物流通，让大量的核心和臀部的信号向下传至股四头肌及腿后肌群。髂胫束最末端的位置会随着膝关节屈曲或伸直，在股骨外上髁前后移动。髂胫束脱水或者紧绷时，会在股骨外上髁处产生摩擦，在膝关节伸直落地的瞬间，接收到地面的反作用力后，出现脚软或者疼痛的状况。髂胫束损伤之后，必须恢复其原有的组织通透性，慢性期要重点加强臀部力量控制。

适合对象

　　弹响髋、跑步者膝、跳跃者膝、青少年膝下痛、髌骨软化症、髌骨外翻、骨性关节炎、膝关节积水、X形腿患者，以及需要跳跃或者跑步的运动员。

使用耗材

加长型 5 厘米筋膜加压治疗带 1 条。

操作顺序

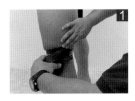 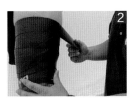 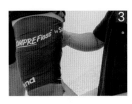

于髂胫束末端或者股骨外上髁缠绕一圈作为锚点，不予施加拉力。

由下而上、由外而内缠绕，在髂胫束处通过交叉压迫，形成羽状加压带。

沿此方向，重复缠绕压迫髂胫束，最后收尾。

动作示范一

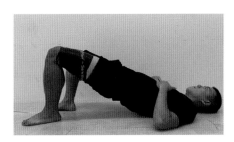

平卧，脚踩在垫子上，练习桥式（膝关节屈曲）。

动作示范二

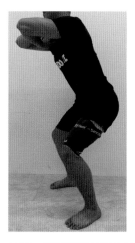

站姿，练习微蹲并起立站回的动作（膝关节伸直）。

- 膝关节骨性关节炎 -

35 岁后，若没有加以锻炼，整体的肌力会随着年龄增长慢慢下降，首当其冲的是承重关节。腰椎和膝关节都是重要的稳定承重关节，如果周遭的肌力不足以支撑关节，关节面会互相靠近或者周围的韧带会开始受压损伤，内部也会开始出现循环不良或是慢性肿胀，容易有不适感和僵硬感，就像老旧的楼房会有外墙斑驳、内部照明不良的感觉。

关节受损之后，必须先增加关节内的空间，保持良好的循环，避免关节内的神经感受器过度敏感或迟钝，并积极锻炼肌力。以下示范如何通过筋膜加压治疗带治疗关节，肌力锻炼可参阅其他部分的相关内容。

适合对象

髌骨软化症、髌骨外翻、膝关节骨性关节炎、膝关节积水、腘窝囊肿患者，以及需要跳跃或者跑步的运动员。

使用耗材

5 厘米筋膜加压治疗带 1 条。

操作顺序

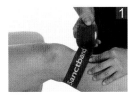
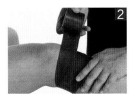
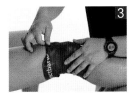

患者脚悬空，治疗师在其膝关节下缘大约三横指的位置，缠绕一圈作为锚点，不予施加拉力。

由下而上缠绕，在膝关节面给予强度较大的压力，以对膝关节面加压，亦可以选择在症状处（腘窝或者韧带处）进行交叉缠绕加压。

沿此方向，重复缠绕至膝关节上方大约三横指的位置，最后收尾。

动作示范

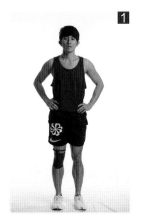
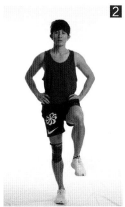
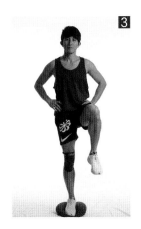

先取站姿，练习单脚站。能力好的患者可以选择站在不稳的平面上，通过身体的重量进行膝关节旋转绕圈的动作，共 10 圈。绕圈结束后，去掉筋膜加压治疗带，再次进行相同的动作，以确保有更多的血液可以进入患部。

- 跟腱炎 -

跟腱由腓肠肌腱与比目鱼肌腱汇合而成。跟腱部位的血管较少，黏弹性较差，容易在脚跟落地而身体快速旋转的动作中发生拉伤，甚至断裂。

跟腱损伤之后出现的垂足症状使患者无法走路，甚至站立都很困难。如果想要回到运动场上，终将走向手术这条路。而跟腱上有大量的高尔基腱器，其是一种肌肉张力感受器，能感受骨骼肌张力的变化。不管是否手术，张力感受器敏感性下降都会影响肌肉的收缩功能，因此，跟腱炎患者必须训练好肌腱离心收缩的"刹车"功能，避免再次断裂。

适合对象

跟腱炎、跟腱重建、踝背屈角度不足患者，以及经常穿高跟鞋的人和做跳跃运动的运动员。

使用耗材

2.5 厘米筋膜加压治疗带 1 条。

操作顺序

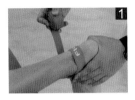 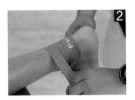 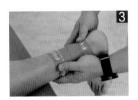

在跟腱最下方缠绕一圈作为锚点，不予施加拉力。

由下而上缠绕，在跟腱处交叉缠绕，并使交叉沿着肌腱重叠。

沿此方向，形成"X"形加压区，最后收尾。

动作示范一

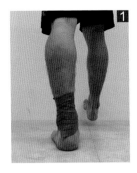 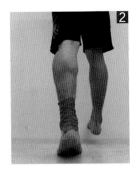

进行脚后跟抬起、缓慢落下的动作，共 10 次。动作完成后，去掉筋膜加压治疗带，再次进行相同的动作，以确保有更多的血液可以进入患部。动作熟悉后，可以尝试利用台阶做此运动。

动作示范二

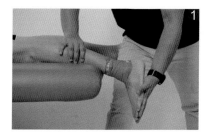 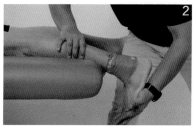

实施小腿伸展的技术。

若患者能力较好，可以在跟腱处多环状缠绕1条筋膜加压治疗带，然后再进行交叉缠绕，这样会有更好的加压效果。

- 功能性扁平足 -

在行走的承重期，足弓承受体重后，会产生中足旋前，以累积推进的能量。当存在鞋具不合适、下肢柔软度不佳或肌力不足、动作控制不佳等状况时，会引发更多的中足旋前，这就是功能性扁平足。以往，大家认为扁平足无法下蹲或跑得慢，这些是对扁平足的误解。患功能性扁平足的人其实非常多，甚至很多人有扁平足也不自知。扁平足最大的问题是平衡或本体感觉障碍及运动效率不高，这是因为足弓无法对地面的反作用力做出有效反应，导致地面反作用力向上贯穿到膝关节，甚至腰椎，使身体容易出现歪斜，损失很多核心控制的功能。

筋膜加压治疗带可以针对功能性扁平足容易紧绷的小腿肌肉及外侧肌群进行放松，更重要的是可以通过加压提高本体感觉的反馈，进而锻炼足部的力量。

适合对象

足部低张力的儿童、外"八"字站姿的人、需要跑跳的运动员，以及踇外翻、足底筋膜炎和已被诊断为扁平足的患者。

使用耗材

2.5 厘米筋膜加压治疗带 1 条。

操作顺序

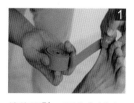 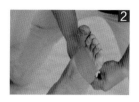 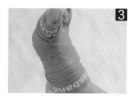

缠绕踇趾一圈作为锚点，不予施加拉力。

筋膜加压治疗带将足向旋后的方向加压，由远端向近端缠绕。

沿缠绕方向，重复包覆足弓，最后收尾。

动作示范

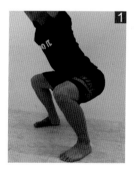 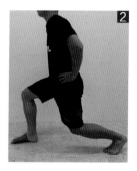

站姿，保持足弓用力，进行双臂高举过头的深蹲运动或者做弓步蹲。弓步蹲时要把加压脚放在前面，初学者建议在膝关节处放弹力带，确保膝关节不会出现内旋，共 10 次。动作完成后去掉筋膜加压治疗带，再次进行相同的动作。以确保有更多的血液可以进入足弓。

- 足底筋膜炎 -

人类由爬行发展成直立行走，加上鞋袜和地面的发展，足底能力很明显退化许多。更甚者，有交通工具后，人类行走的时间越来越少，缺乏对足底的刺激，导致足底筋膜紧绷或者疼痛的人越来越多。足底筋膜炎并非真正的炎症，而是足底筋膜缺乏弹性后，经常性反复创伤的结果，高、低足弓都有可能发生足底筋膜炎。发生足底筋膜炎之后，必须要先处理小腿肌肉和跟腱的异常张力，最重要的是改善足底筋膜的弹性。

适合对象

足部低张力的儿童、外"八"字站姿的人、需要跑跳的运动员，以及踇外翻、足底筋膜炎和已被诊断为扁平足的患者。

使用耗材

2.5 厘米筋膜加压治疗带 1 条。

操作顺序

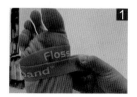 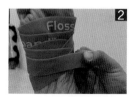 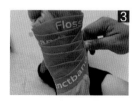

在脚趾近端缠绕一圈作为锚点，不予施加拉力。

由远端向近端缠绕。可以选择一条足底筋膜，通过重复交叉缠绕的方式进行加压。

沿此方向，给需要治疗的足底筋膜加压，形成"X"形加压带，最后收尾。

动作示范一

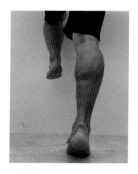

患脚站立于地面，练习脚后跟抬起、慢慢落下的动作，共 10 次。动作完成后，去掉筋膜加压治疗带，再次进行相同的动作，以确保有更多的血液可以进入患部。熟悉后，可以尝试在台阶上做此动作。

动作示范二

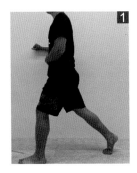 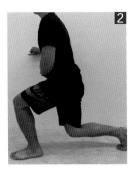

双脚前后站立，加压侧脚放于后面，练习弓步蹲，共 10 次。动作完成后，去掉筋膜加压治疗带，再次进行相同的动作，以确保有更多的血液可以进入患部。

- 踇外翻 -

　　正常步态中，从承重期进到推进期，有一个脚尖推进的动作，由踇趾和第二趾之间发出力量。核心或者髋关节力量不佳时，会让步态中的足部压力向内靠，在踇趾的胫侧产生极大压力，久之会造成骨的变形及足茧的形成。出现这些情况后，可以通过筋膜加压治疗带配合足部的徒手处理，有效改善关节卡死的状况。然后通过膝部及髋部训练，使下肢恢复良好的动作模式。

适合对象

　　足部低张力的儿童、外"八"字站姿的人、需要跑跳的运动员，以及踇外翻、足底筋膜炎和已被诊断为扁平足的患者。

使用耗材

　　2.5 厘米筋膜加压治疗带 1 条。

操作顺序

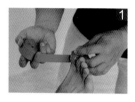

先测试踇趾旋转，向矫正跖趾关节变形的方向缠绕。

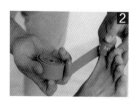

在踇趾前缘缠绕一圈。

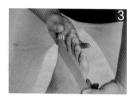

由远端向近端缠绕，沿步骤 **1** 测试的方向重叠。经过关节时，在踇趾胫侧采用交叉的方式缠绕，给予更大的压力。

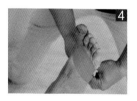

沿此方向，给踇趾完整加压，最后收尾。

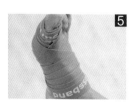

完成图。

动作示范一

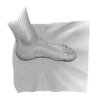

地上放毛巾，脚踩在毛巾上。在可耐受的范围内，屈曲脚趾，抓握毛巾。

动作示范二

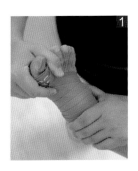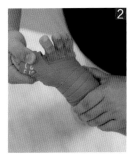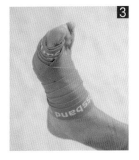

操作时牵拉蹲趾关节，以顺时针和逆时针方向绕圈。　完成图。
绕圈时速度宜慢，每个方向各绕 2 ~ 3 圈即可。

 在进行此运动中，如产生脚趾末端发绀现象，请立即松开绑带，并在
下次执行时，给予较小的压力。

第四章
案例分析

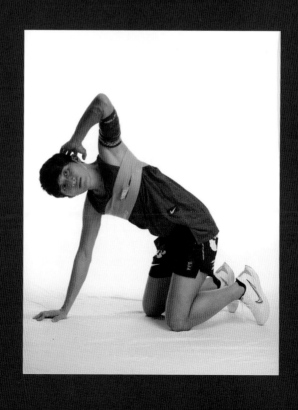

- 呼吸障碍 -

患者，男性，23岁，导演。平时不是在拍片就是在剪片，近日来工作压力较大且工作时间较长，常抱怨肩颈酸痛，甚至上背部肩胛骨内侧酸痛。每周按摩 2~3 次。在偶然的机会下找到了物理治疗师，通过详细的评估发现，患者的问题源于呼吸障碍，是短浅的呼吸导致了胸椎活动度受限、圆肩驼背及肩颈部的肌肉筋膜紧绷。

针对患者的问题，首先调整其呼吸模式，并运用鳄鱼式呼吸技巧，配合筋膜加压治疗带缠绕胸椎，同时辅以手法松动让胸腔筋膜活动性大幅提升。

紧接着运用筋膜加压治疗带缠绕肩膀，彻底放松肩关节的肌肉与筋膜，同时让患者进行主动肩关节屈、伸、内收与外展等动作，自主启动肌肉–神经连接与肌筋膜。

重复操作几次后，患者呼吸顺畅，感觉吸气时空气吸入得更深，身体姿势也更端正了。重要的是，困扰他的肩颈酸痛消失了，这不仅不输于按摩的体验，且效果可以延续更久。

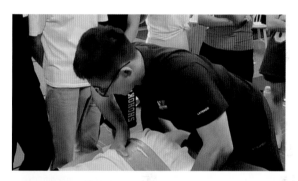

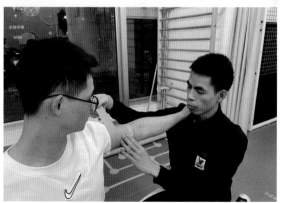

- 前交叉韧带损伤 -

患者，男性，38 岁。因为一次意外导致前交叉韧带与半月板损伤。患者接受了手术并配合医院进行了相关的康复治疗，但术后一个半月膝关节依然无法完全伸直，他除了努力地进行主动与被动拉伸，没有采用其他康复措施。后来使用筋膜加压治疗带针对肿胀、积液的膝关节进行了加压治疗，仅仅 4 天，患者的膝关节就可以完全伸直了。

筋膜加压治疗带与其他治疗技术相比，有较大的不同。一般的治疗技术通常要患者完全放松，由治疗师处理患者的伤痛部位，但筋膜加压治疗带技术往往需要患者配合进行各种不同的运动，才能达到最好的效果。

这位患者在进行膝关节康复的时候，就配合进行了瑞士球踝泵运动，让膝关节在最安全的角度下进行踝关节的主动收缩，促进下肢血液循环、肌肉力量与神经控制能力。不仅让膝关节活动度得到了提升，同时也避免了常见的术后肌肉萎缩现象。

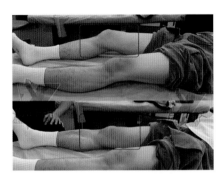

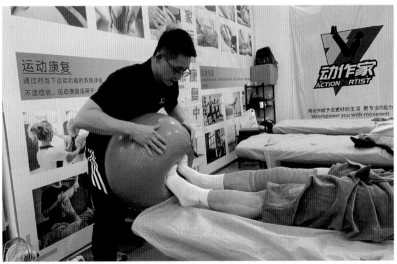

- 跟腱术后 -

双重筋膜加压带与高尔夫球应用

患者，男性，28 岁。因为一次踢足球意外导致跟腱断裂，手术后 4 个月。目前基本生活不成问题，也没有任何疼痛，但活动度依然受限，局部有肿胀的现象。患者到专业的康复中心希望获得改善，能够重回足球场。

治疗师首先对患者的情况进行评估，其中包含活动度、肿胀程度及相关的特殊测试，如汤普森试验（Thompson test）、踝关节前抽屉试验（ankle anterior drawer test）与踝关节后抽屉试验（ankle posterior drawer test）等。

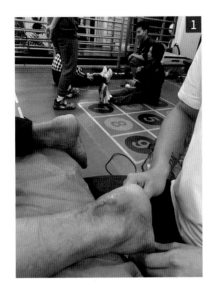

应用 1 条筋膜加压带对踝关节进行缠绕并加压固定。不仅可矫正踝关节的位置，还可放松紧绷的肌肉、韧带与筋膜。

紧接着拿出 2 个高尔夫球放于跟腱后方两侧，针对肿胀的部位进行加压。注意，不是直接加压在跟腱上方，以免造成损伤。

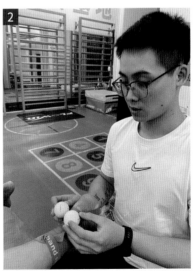

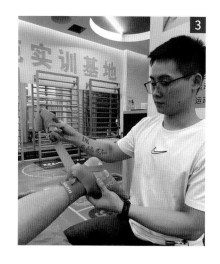

将球的位置摆好之后，运用第二条筋膜加压治疗带，把2个球包裹住，针对跟腱周围组织加压，以促进循环，消除肿胀。将缠绕的部位延伸到小腿下方与整个踝关节。

这种高尔夫球加压技术特别适合粘连较严重的组织，配合手法松动与筋膜加压可有效地提升治疗效果。但注意操作时球的摆放位置，以及避免所加压力过大，以免造成不必要的损伤。

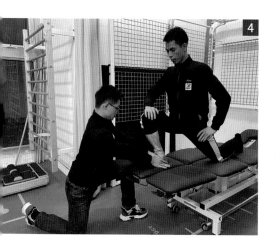

要让患者的脚恢复运动功能，除被动的手法治疗之外，必须让患者实际承重，且进行踝关节的主动松动运动。实际模拟运动情况可以让患者的神经与肌肉恢复得更快，能够更快速地回到运动场上。主动活动也可以有效延长治疗效果，不会出现治疗时状况很好，一旦走路回家症状就重现的情况。

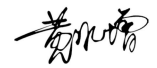

[13]VOGRIN M, NOVAK F, LICEN T. et al.Acute effects of tissue flossing on ankle range of motion and tensiomyography parameters [J]. J Sport Rehabil, 2020,30(1):129–135.

[14]KIELUR D S, POWDEN C J. Changes of ankle dorsiflexion using compression tissue flossing: a systematic review and meta–analysis [J]. J Sport Rehabil, 2020,30(2):306–314.

[15] PASURKA M, LUTTER C, HOPPE M W, et al.Ankle flossing alters periarticular stiffness and arterial blood flow in asymptomatic athletes [J]. J Sports Med Phys Fitness, 2020,60(11):1453–1461.

[16]GALIS J, COOPER D J. Application of a floss band at differing pressure levels: effects at the ankle joint [J]. J Strength Cond Res, 2022,36(9):2454–2460.

"附赠视频资源" 获取说明

<首次获取>
① 微信扫描下方二维码。
② 刮开涂层，获取兑换码。
③ 输入兑换码，即可观看。

<再次获取>
① 微信扫描下方二维码。
② 点击微信跳转页面下方的"个人中心"，然后点击"我的课程"即可观看。

扫描二维码，获取电子资源
请刮开涂层，并输入兑换码

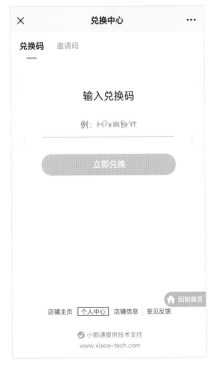

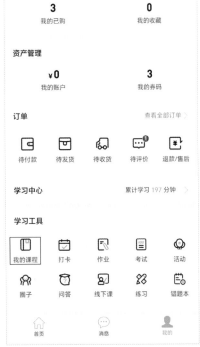